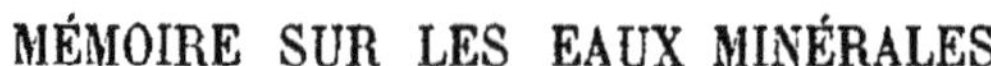

MÉMOIRE SUR LES EAUX MINÉRALES

ET LES

ÉTABLISSEMENTS THERMAUX

DE

CAUTERETS

PAR

LOMET ET RAMOND

Publié par ordre du Comité de salut public, l'an III de la République française

NOUVELLE ÉDITION

ANNOTÉE PAR

LE Dr ACHILLE BOUYER

MÉDECIN INSPECTEUR DES EAUX DE CAUTERETS

PRIX : 60 CENTIMES

PAU

G. CAZAUX, LIBRAIRE-ÉDITEUR

SUCCURSALE A CAUTERETS, **1**, RUE DE LA RAILLÈRE

MÉMOIRE SUR LES EAUX MINÉRALES

ET LES

ÉTABLISSEMENTS THERMAUX

DE

CAUTERETS

PAR

LOMET ET RAMOND

Publié par ordre du Comité de salut public, l'an III de la République française

NOUVELLE ÉDITION

ANNOTÉE PAR

LE Dr ACHILLE BOUYER

MÉDECIN INSPECTEUR DES EAUX DE CAUTERETS

PRIX : 60 CENTIMES

PAU

G. CAZAUX, LIBRAIRE-ÉDITEUR

SUCCURSALE A CAUTERETS, 1, RUE DE LA RAILLÈRE

PRÉFACE

Les eaux de Cauterets ont été, depuis longtemps, l'objet d'une foule de publications dont les plus anciennes sont pour la plupart introuvables et par suite peu connues.

Le mémoire que nous publions aujourd'hui n'est pas des moins curieux, et, bien que les auteurs se placent à un point de vue spécial, leur travail contient des idées et des observations qu'on ne lira pas sans intérêt. Ils nous montrent l'état de délabrement et pour ainsi dire d'abandon dans lequel ces thermes étaient tombés à cette époque, et ils signalent, avec une certaine indignation, les vices de l'aménagement et du captage des principales sources. Ils font observer, avec juste raison, combien les établissements étaient défectueux et fort au-dessous de la grande et ancienne renommée de leurs sources. Ils avaient, du reste, constaté la même installation primitive et vicieuse dans les établissements voisins de Bagnères et de Barèges.

Outre la description précise du vallon de Cauterets et de ses ressources thermales, nous trouvons, dans ce mémoire, l'ébauche d'un plan de travaux considérables à exécuter pour utiliser toutes les sources et les appliquer au traitement du plus grand nombre possible de blessés et de malades.

Ce travail témoigne de certaines connaissances hydrologiques qui ont permis aux auteurs d'entrevoir l'importance de quelques améliorations qui ont été réalisées plus tard, telles que la descente des sources de César et des Espagnols et les travaux de captage des sources des Œufs.

CAUTERÈS [1]

Quelques efforts que l'on fasse à Baréges et à Sauveur, on ne peut se procurer, par les établissements provisoires, que cinq cents places de malades au plus ; et les secours qu'y trouveront les blessés, n'étant point encore proportionnés à leur nombre, il faut recourir à Cauterès pour compléter un établissement digne de son objet.

Les eaux de Cauterès sont à peine différentes de celles de Barèges (2). Les mêmes principes y dominent avec un plus haut degré de chaleur ; car la température des sources s'élève jusqu'à

(1) Cauterès (aujourd'hui Cauterets) vient du mot patois caütera (chaudière) qui dérive à son tour de *vallem caldarenscem*, nom sous lequel se trouvaient désignés les bains et le bourg de Cauterets dans les anciennes chartes du monastère de St-Savin.

D'après le Dr Daudirac, l'étymologie de Cauterets pourrait être déduit du mot béarnais Caüt-é-rets (chaud et froid) qui aurait été ainsi appliqué à cette vallée pour marquer le contraste des eaux froides et chaudes qui y jaillissent.

(2) Nous ferons remarquer que l'auteur n'a pour objectif, dans son travail, que l'application des eaux au traitement des plaies et blessures, car il ne semble faire aucune distinction entre les diverses sources dn Cauterets au point de vue de leurs propriétés curatives.

quarante-un degrés, en sorte qu'il faut les refroidir pour former des bains supportables. S'il y a d'ailleurs quelques légères diversités dans les doses des sels, ces diversités se sont montrées moins sensiblement dans l'expérience médicinale que dans l'analyse chimique ; et, bien que les suites de blessures n'aient pas été traitées à Cauterès avec autant de concours et d'éclat qu'à Baréges, leur utilité, dans des cas pareils, n'a point été contestée.

A tous ces avantages, les eaux de Cauterès en réunissent de particuliers : un climat bien plus doux que celui de Baréges, un sol plus fidèle, une situation moins exposée, et des sources si abondantes, que celles de l'Est seulement suffisent pour alimenter plus de bains et de douches, que Baréges et Sauveur ensemble.

Toutefois, dans l'état où elles se trouvent, ces eaux n'offriraient aucune ressource pour nos blessés. Elles sont à quatre cens pieds au-dessus de toute habitation. Cauterès, qui leur doit son origine est descendu au fond du vallon, et les a laissées sur la montagne. Il y a long-temps que cette séparation s'est effectuée.

Etablissement provisoire.

On ne peut monter un hôpital au niveau des sources ; l'espace est trop resserré pour le recevoir. Il faut descendre les sources à Cauterès au moyen d'un aqueduc, et ne conserver au lieu de leur origine que les réservoirs de prise d'eau. Ce transport des sources, bien loin d'avoir des inconvénients, a le grand avantage de tempérer leur extrême chaleur, sans évaporation de leurs principes volatils, comme cela arrive dans les cuves découvertes où on les laisse refroidir.

Cauterès offre un local qui remplit toutes les conditions d'étendue, de convenance et de commodité : c'est la terrasse du citoyen Labbat, et les terrains adjacents. De tout temps on les avoit désignés pour cet établissement ; mais l'ancien gouvernement ne faisait rien d'utile, et toutes ses attentions pour Cauterès se sont bornées à couvrir de marbre la cuve qui avoit eu l'honneur de baigner un ministre.

Pour opérer la salutaire migration des eaux que nous proposons, il faut premièrement que la nation les possède. De quatre sources, il y en a deux qui ont été concédées à des particuliers. Ce sont les seules qui aient été exploitées avec quelque soin. Les deux autres, qui sont excellentes, ne présentent rien qui ait l'air d'un établissement. Dans un temps où il n'y avoit ni bien public, ni patrie, ce qui appartenait à tous était regardé comme n'appartenant à personne.

L'acquisition des deux sources aliénées, dites de Pause et de Canarie, est la première condition du projet. La seconde est l'acquisition des maisons et des terrains nécessaires pour la construction des conduites et l'établissement des nouveaux bains.

Il faudrait construire une conduite en charpente, et y renfermer d'abord les sources dans autant de tuyaux séparés, en attendant l'acqueduc qui devra être construit en maçonnerie ; les granges et quelques maisons placées sur l'emplacement destiné à recevoir les bains, seront promptement appropriées à cet usage. Les baquets et baignoires en bois des bains actuels de Pause et de Canarie, serviront sur-le-champ au moyen du simple transport. Quant au résultat en nombre de bains et de douches, nous ne pouvons former de conjectures que par aperçu, vu le désordre inconcevable de tout ce qu'il y a de fait. On ne saurait mesurer les sources avec précision : les réservoirs fuient de tous côtés ; il n'y a nulle proportion régulière entre le produit des eaux et celui de leur emploi.

Les bains de Canarie (3) tirent leurs eaux de deux sources ; l'une appelée la source d'Amour,

(3) Les deux sources Canarie, appelées plus tard Bruzaud, ont disparu en 1854, en même temps que la source de Pauze, à la suite des fouilles qui ont été pratiquées dans divers points du pic des Bains. Ces fouilles ont eu pour résultat, d'une part, la découverte de la source du Rocher, et d'autre part, l'augmentation du débit de la source de César.

fournit cinq cents vingt-huit pieds cubes par vingt-quatre heures, et alimente une seule baignoire ; l'autre appelée la Grande-Source, n'est pas en état d'être mesurée avec précision ; mais elle fournit abondamment à dix baignoires.

On n'a trouvé que trois cent cinquante-deux pieds cubes de produits à la source de Pauze, et cependant elle alimente six baignoires.

La source de César parait produire mille cinquante-six pieds cubes par vingt-quatre heures, et elle ne fournit qu'à trois baignoires (4).

En outre, il y a la source du milieu, dite des Espagnols, qui est la plus abondante de toutes (5) ; car nous lui trouvons trois mille cent soixante-huit pieds cubes de produit par vingt-quatre heures, ce qui peut entretenir cinq baignoires ou trois douches. Cette source, dans l'état où elle est, n'alimente qu'une informe et sale piscine.

Il est donc certain que nous pouvons compter sur vingt baignoires, trois douches et quelques bains de vapeurs, dans la supposition la moins favorable, qui est celle qu'il n'y aurait aucun bénéfice sur de meilleures reprises de sources.

---

(4) Le débit de cette source qui était à cette époque de 40^{mc} est aujourd'hui de 224^{mc} 775, depuis les travaux de fouilles dont nous avons parlé plus haut.

(5) Nous devons admettre que la source des Espagnols a éprouvé une diminution dans son débit puisqu'il n'est actuellement que de 92^{mc} 392 au lieu de 117^{mc}.

Mais nous nous sommes assurés que les pertes et les déchets sont si considérables, qu'en rétablissant seulement les réservoirs de prise d'eau, sans aucune tentative de recherches ultérieures des sources, il y a de quoi tiercer, si ce n'est doubler leur produit.

Quant au logement des malades, la commune de Cauterès offre tous les moyens possibles d'y pourvoir provisoirement.

L'exécution des ouvrages et l'accélération des travaux, seront produites par les moyens généraux dont nous présenterons l'ensemble, après avoir proposé les projets de tous les établissements dont les eaux des Pyrénées sont susceptibles.

Établissement permanent.

Cauterès mérite des établissements plus durables. Tout y indique la convenance d'un monument thermal digne de l'abondance des sources, de l'efficacité des eaux, et de l'aptitude des lieux ; tout y appelle un hôpital considérable. Il est même nécessaire de s'en occuper promptement ; car l'acqueduc provisoire en bois ne saurait résister longtemps à l'action de ces eaux presque brûlantes, et qui s'altéreraient elles-mêmes en détruisant leurs conduites. D'ailleurs, la première opération que l'on ferait en jetant les

fondements d'un établissement régulier, serait
d'exécuter des piscines (6), à l'exemple de celles
de Barèges. Elles tripleraient l'emploi des sources et feraient monter aussitôt à neuf cents le
nombre des places de malades. Or, neuf cents
blessés sont pour un peuple reconnaissant une
masse si respectable, qu'il ne croira jamais être
assez tôt en possession des moyens de les sou-
lager.

Établissement à la Raillère.

Les ressources de Cauterès ne se bornent
point aux eaux que nous venons d'examiner. La
vallée abonde en sources pareilles en principes
et en chaleur, considérables en volume, et qui
se trouvent au Sud, depuis six cents jusqu'à quinze cents toises du lieu de Cauterès.

La difficulté d'employer sur-le-champ, ces pré-
cieuses données de la nature, vient de ce qu'il
n'y a presque rien de fait pour les utiliser.
Lorsque l'on sait que Cauterès étoit fameux long-
temps avant Baréges (7), on ne saurait se rendre

(6) On ne s'explique pas comment la station ne possé-
dait aucune piscine à une époque où les eaux thermo-
sulfureuses étaient presque exclusivement employées
en bains.

(7) Nos thermes jouissaient, en effet, d'une réputation
déjà très ancienne. Ils avaient eu le privilège d'attirer,
au XIe siècle, le roi d'Aragon Sanche d'Abarca qui avait

raison de l'abandon où ses eaux sont restées.

Des gens fort curieux d'en faire la généalogie, se sont épuisés à démontrer que César les avait fréquentées, et que le bain qui porte son nom, est précisément un bain qu'il avait fait construire pour ses soldats. D'autres, se doutant que César n'était jamais venu à Cauterès, ont imaginé avec une merveilleuse sagacité que la source avait reçu le nom du conquérant, à cause des cures héroïques qu'elle avait faites. Apparemment on s'est cru acquitté avec ces dissertations, puisque le bain de César n'en est pas moins demeuré un cloaque, où la source laissera le nom de l'assassin de la liberté romaine, pour venir prendre dans notre établissement celui de son vengeur.

C'est bien pis au midi de Cauterès. Il n'y a point de dissertation, il est vrai, qui illustrent les sources de cette région ; mais il y a encore moins d'établissemens qui les utilisent.

On trouve d'abord la source de la Raillère à six cents toises environ de la commune, et sur les bords du gave. Cette source est, depuis long-

donné son nom à la source où il se baignait. Cette source *du Roi* est aujourd'hui nommée source des Espagnols.

Plus tard Cauterets a compté, parmi ses hôtes illustres, Marguerite de Valois, plusieurs rois d'Aragon et de Navarre, le jeune Henri de Bourbon (Henri IV), le duc de Richelieu, etc.

temps, fameuse ; elle sort du granit vif sous d'é-
normes fragmens de la même roche, toujours
prêts à écraser quelques baignoires de sapin très
bien construites, pour faire l'office de cercueils (8).
La prise et la conduite des eaux sont dignes des
baignoires et du hangar qui les couvre. Comme
les eaux sont trop chaudes pour être employées
sur-le-champ, on les recueille à ciel ouvert, et
on les conduit par des canaux de sapin découverts, dans des réservoirs pareils où elles se ré-
froidissent en plein air. On juge ce que deviennent
les principes volatils des eaux, durant ces re-
froidissemens. Au reste, ce procédé est universel
dans la vallée de Cauterès : c'est la maladie endé-
mique de l'amménagement des eaux.

Les malades habitent à Cauterès, et se font
transporter à la Raillère par des porteurs auxquels Rabelais a payé le tribut d'éloges qui leur
est dû. Depuis Rabelais, rien n'a changé, et no-

(8) On ne comprend pas l'état d'abandon dans lequel
se trouvait cet établissement dont les eaux connues depuis l'an 1600 étaient déjà très en faveur auprès des
malades qui fréquentaient la station.

L'établissement actuel dont la construction remonte à
1817, a subi, depuis cette époque, des transformations
successives. Bien qu'il présente encore des défectuosités
sous le rapport de sa distribution intérieure, de la disposition des buvettes et gargarisoirs, on peut dire que les
eaux y sont actuellement parfaitement captées et amé-
nagées et susceptibles d'être utilisées dans les meilleures
conditions possibles.

nobstant les services que les eaux de Cauterès
rendent journellement aux malades, jamais les
bains n'ont rendu autant de forces aux portés que
les routes n'en ont donné aux porteurs.

Il faut établir un hospice à la Raillère ; cette
source le mérite. Elle ne fournit pas moins de
trois mille soixante-douze pieds cubes (9) par
vingt-quatre heures, et il y aura encore beau-
coup à gagner en produit, lorsqu'on recueillera
avec intelligence les filets d'eau qui échappent
aux reprises actuelles. On y entretient quinze
baignoires ; c'est trop. Nous n'en aurions que
dix, à moins qu'en reprenant la source, on n'ob-
tienne une augmentation de volume.

Nous n'avons pas besoin de dire que pour
diminuer la chaleur des eaux, l'on aurait d'autres
moyens que les barbares réfrigérants employés
à Cauterès. Réservoirs et canaux, tout seroit
fermé ; et c'est sur la route qu'elles auraient
à parcourir que les eaux gagneraient les degrés
de refroidissement nécessaires.

Le lieu est âpre, mais favorable au projet
d'un établissement, et il est très possible d'en-
courager la construction d'une petite bourgade

(9) Si ce nombre qui représente 114^{mc} était exact, il
faudrait admettre que la source était, à cette époque,
mal captée et mélangée à un filet d'eau commune, puisque le débit des trois sources actuelles ne donne
que 111^{mc}.

autour des sources. L'hospice que l'on y créerait pour les blessés, ne serait pas d'une petite importance, car la Raillère seule peut suffire au traitement de cent cinquante hommes, même en n'y formant point de piscines.

Autres Sources à recueillir et utiliser.

A quelque distance de la Raillère, il se trouve encore cinq sources de la plus belle apparence, dont le produit fournirait des secours pour cent cinquante autres malades. Ces cinq sources rassemblées presque en un grouppe à trois ou quatre cents toises au Sud, sont celles de Mahourat, du Bois, du Pré, de Bayard et des Œufs.

La dernière paraît la plus abondante et la plus chaude ; mais c'est la plus difficile à recueillir. Elle n'échappe au rocher que pour se perdre dans le gave.

La source de Mahourat se montre au-dessus, dans une crevase du rocher, assez ouverte pour que l'on puisse y pénétrer jusqu'à vingt pieds de profondeur. On boit ses eaux, mais il n'y a nul établissement fait ; et l'accès de cette caverne est difficile et dangereux.

Au-dessus de cette source est celle de Bayard. L'abord en est escarpé, il n'y a nul établissement, elle n'est visitée que par les gens du pays.

A peu de distance, on trouve la source du Bois,

et ensuite celle du Pré, en revenant vers la Raillère. Ces deux sources sont fortes et d'une chaleur considérable, on les reçoit dans des réservoirs
découverts, comme c'est ici la coutume, de là elles passent par des canaux qui les portent dans
de misérables huttes de pierres sèches, où les bai-
gneurs ne sont guère plus couverts que les canaux et les réservoirs. Cependant il y a là onze
baignoires ; savoir : six dans un bain, et cinq
dans l'autre. Elles sont trop petites ; mais quand
on les réduirait à sept, Baréges n'en a pas davan-
tage, et il reste les sources de Mahourat, de
Bayard et des Œufs, d'où l'on doit tirer au moins
deux ou trois douches, et peut-être une augmentation de bains.

Si les belles sources de l'Est n'existaient point,
et si l'on découvrait en ce moment les sources du
Bois, du Pré et celles qui les accompagnent, il
faudrait bien les utiliser. Or, elles sont aussi nécessaires que si les autres ne rendaient aucun
service, tant que le nombre des blessés à secourir
excède l'étendue des secours disponibles.

Ici, nous sommes, il est vrai, à mille toises de
Cauterès et au milieu du granit en roche et en
blocs, dans une contrée dont rien n'égale l'aspé-
rité. Mais la Raillère n'est éloignée que de trois
cent cinquante toises, et s'il n'y avait pas d'autre
ressource, nous ne serions pas effrayés de l'idée
d'y transporter ces eaux, qui ne perdraient au

trajet que la chaleur qu'elles perdent dans les réfrigérants. Nous croyons, au reste, qu'elles pourront être utilisées en place. Il y a là un aussi beau fond d'eaux minérales que celui qui a servi à former Baréges. Le site vaut mieux ; il est moins élevé, moins froid, plus sûr, et certainement l'âpreté du sol n'oppose pas ici autant d'obstacles aux travaux que là son infidélité.

L'on considérerait ces bains comme faisant partie de l'établissement de la Raillère, dont ils seraient bien moins éloignés que la Raillère ne l'est de Cauterès. On travaillerait à rapprocher autant qu'il se pourrait, les sources, et à les avancer vers la Raillère.

Les sources de Bayard, de Mahourat et des Œufs seraient plus difficiles à ramener. Cependant, nous avons une espérance fondée de les réduire ; elles sont à découvert ; le filon qui les produit est visible, et sa direction n'est pas incertaine. Nous sommes persuadés que nous pourrons écarter ces trois sources du torrent, et peut-être même les prendre à leur point de division (10).

---

(10) Comme on le voit, l'auteur avait déjà reconnu l'utilité des travaux de fouilles et de captage de ces sources et avait démontré leur possibilité par l'étude des terrains et de leur disposition.

Ces travaux ont été exécutés avec succès, il y a une quinzaine d'années, et ont permis d'utiliser ces abondantes sources des Œufs dans un bel établissement construit au centre de la station.

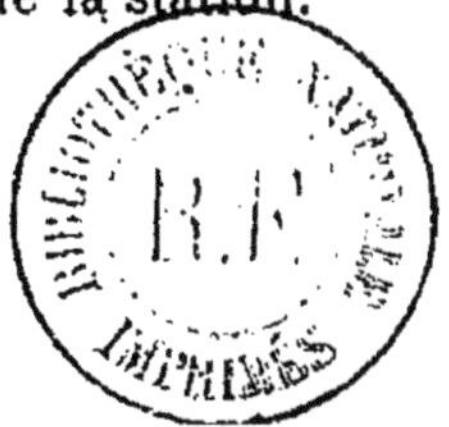

Cette opinion est fondée sur des observations que nous devons développer, pour détruire un préjugé qui s'oppose à toute bonne recherche des sources de Cauterès.

Comme on voit les sources du midi naître au sein d'une immense région de granit, on croit que leur formation appartient à cette roche. Or, si cela était, il serait très-superflu de former des conjectures sur leur route souterraine ; car toute la région étant de granit, elles pourraient venir de partout. Point de travaux par conséquent à entreprendre, point d'amélioration, à moins que le hasard ne s'en mêle. Voilà comme, en toute matière, il n'y a point d'erreur indifférente, et point de vérité inutile.

Les sources des Cauterès sortent du granit, comme celles de Baréges sortent du marbre, sans lui devoir leur origine ; et la théorie qui nous a guidés là, n'est point ici en défaut.

Le lieu où surgissent les eaux de la Raillère, et ensuite celles du Pré et du Bois, est voisin de celui où s'est fait une brusque transition du genre calcaire au genre siliceux, sans presque aucun intermédiaire du genre argileux qui est en quelque sorte déplacé. Ces sauts, assez rares dans les Alpes, sont très fréquents dans les Pyrénées.

Mais les matières argileuses ne sont que dispersées, et les granits en sont fortement souillés. On en voit même des bancs distincts encastrés

dans les bancs de granit. On peut remarquer ce
fait au voisinage des sources du Pré et du Bois,
où il y a de pareils bancs bien déterminés; et quant
au mélange des matières argileuses dans le granit même, il suffit d'entrer dans la caverne de
Mahourat pour en acquérir la preuve.

Nous parlons de bandes de granit ; autrefois on
ne parlait que de masses de cette roche primitive.
Il est inutile d'insister aujourd'hui sur cette vérité
que le granit est disposé précisément comme toutes les autres roches et que ses bandes sont d'autant plus étroites qu'il est plus voisin des matières
argileuses ou calcaires.

Ce qu'il y a de brusque dans le passage des roches calcaires aux roches granitiques dans la région de Cauterés, soustrait aux regards plusieurs
intermédiaires. On y aperçoit point de Gneiss, et
les bandes du granit quoique fort étroites n'offrent
point d'indices de stratification interne. Quant à
leur disposition générale, elles suivent la direction commune de toutes les couches constituantes
des Pyrénées, et leur inclinaison est en raison de
la distance où elles se trouvent de la crête de la
chaîne. Comme la vallée de Cauterès court du nord
au midi, elle est coupée transversalement par la
direction de ces bandes, en sorte que les eaux minérales échappent par leurs tranches.

Toutes ces circonstances sont très favorables à
l'observation ; et comme d'ailleurs, le granit est

plus dur et plus compact qu'aucune autre roche,
il résiste mieux aux secousses, il est moins crevas-
sé, et l'on doit s'attendre que les sources y suivront
d'autant plus constamment les bandes dont la ré-
gularité s'est communiquée aux stratifications de
matières étrangères que la nature y a interposées.

Ce sera donc presque infailliblement dans la direction de ces bandes que nous trouverons le cours
des sources minérales, tracé par les roches qui
sont propres à les produire. On les reconnaît en
effet au-dessus des sources du Bois et du Pré, re-
montant des bords du gave à l'est, mais on n'en
voit que la crête. A Mahourat, on pénètre dans
l'intérieur même d'une de ces bandes, Cette caverne est une crevasse. On a toujours dit qu'elle
étoit creusée dans le granit et qu'on voyoit l'eau
minérale décomposer cette roche en se distilant à
travers les fentes de ses parois. Mais cela est fort
inexact. Les parois de la caverne ne sont pas de
granit ; elles sont d'une pâte fort hétérogène, où
les éléments de granit sont mêlés à forte dose de
roches de corne verte, non seulement disséminées
entre eux, mais ramassées dans des loges formées
par des veines croisées de quartz. Ce sont ces matières qui se divisent, se désunissent, se décompo-
sent par le contact de l'eau, et détruisent ainsi
l'aggrégation des élémens granitiques auxquels
elles sont mêlées.

On est là dans un véritable filon des matières

propres à la génération des eaux thermales, et il n'est pas difficile de voir que les sources de Bayard (11) et des Œufs appartiennent au même filon.

La direction de ce filon n'est pas incertaine : il court à l'est comme les roches entre lesquelles il se trouve. Son inclinaison est également apparente, et nous jugeons qu'il monte rapidement vers les hauteurs orientales.

En effet, la bande argileuse des sources du Bois et du Pré s'enfonce sous le granit, aux approches du gave, et le filon de la source aux Œufs qui s'ouvre près du niveau de ce torrent, produit au-dessus la source de Mahourat, et plus haut celle de Bayard, ce qui est un signe non équivoque de son ascension. On en a une preuve de plus dans la caverne de Mahourat ; c'est de sa partie supérieure sur-tout que l'eau distille, et les crevasses qui s'y trouvent exhalent un vent si chaud qu'au sein de l'hiver et sous les neiges qui refroidissent les parois de la caverne, ce vent a fait monter à vingt-six degrés le thermomètre de Réaumur.

Il y a donc lieu d'espérer qu'en escarpant le ro-cher qui est à pic sur le gave, et où les deux pre-mières sources sont presque inaccessibles, il en

(11) La source Bayard qui a joui d'une grande vogue du temps de François de Borie, a disparu aujourd'hui. Elle n'était probablement qu'une dérivation de la source des Œufs.

résultera le double avantage de les éloigner du torrent et de les capter plus haut. Il est même probable que cette opération les réunira, et qu'alors on pourra les amener à l'établissement des sources du Bois et du Pré.

Cet essai ne fait courir aucun risque ; car, dans la situation où elles sont, ces sources n'ont presque aucune utilité; mais dans l'espoir du bénéfice considérable qui résulterait de leur prise, on procéderait avec autant de prudence, que s'il s'agissait de la destinée des sources les plus renommées et les plus utilement employées.

Si de premiers essais , dirigés avec une circonspection scrupuleuse, faisaient découvrir quelques inconvénients à notre projet, alors nous bornerions nos efforts à rendre les trois sources commodément accessibles, et nous les utiliserions en les couvrant d'une manière rustique. On ferait une buvette à la source de Bayard, une douche champêtre à Mahourat, et si nous parvenions à nous procurer assez d'espace auprès de la source aux Œufs, son volume permettrait d'y établir quelques bains.

Ces petits établissemens étant voisins de celui des sources réunies du Pré et du Bois, lui seraient grandement utiles ; et disséminés, comme ils le seraient, au sein d'une nature sauvage, mais superbe, entre les rochers, les bois et les torrents, ils formeraient un spectacle unique en son genre,

par le beau contraste de la nature indomptée et de
la nature soumise.

Il est peu de vallées qui prêtent à d'aussi beaux
établissemens que celle de Cauterès : l'abondance des sources, la sureté des lieux, la magnificen-
ce des sites, la salubrité de l'air, tout y appelle des
monuments d'une grande ordonnance et d'une in-
destructible solidité (12).

Telle est la dispersion des sources, qu'il est im-
possible de les réunir à un même établissement.
On ne s'étonnera pas de ce que nous en proposons
deux. Si la Raillère et les sources du midi étaient
à dix lieues de Cauterès, on les jugerait bien dignes d'un établissement complet. Or, on gagne à
la proximité de n'avoir qu'un seul service d'hôpital pour en administrer deux.

Nous avons dit que les sources de l'est pou-
vaient servir au traitement de neuf cents malades,
en y formant des piscines. Les sources du midi
peuvent servir au traitement de trois cents, quand
même on n'y établirait point de piscines ; et si
l'on en fait à la Raillère seulement, cela doublera
le nombre des places.

(12) Ce pronostic porté sur l'avenir de Cauterets s'est
effectivement réalisé. N'est-ce pas à la multiplicité, à
l'abondance de ses sources, à la diversité de leurs propriétés curatives, à la beauté de ses sites, etc., en un
mot à tous ses avantages naturels, mieux connus et ap-
préciés de nos jours, que la station doit l'essor considérable et toujours croissant qu'elle a pris depuis quelques années ?

PAU. — IMPRIMERIE VERONESE

www.ingramcontent.com/pod-product-compliance
Ingram Content Group UK Ltd.
Pitfield, Milton Keynes, MK11 3LW, UK
UKHW021711090726
13657UKWH00005B/2172